DISCOURS

PRONONCÉ A LA SÉANCE PUBLIQUE DE LA SOCIÉTÉ DE MÉDECINE

DE TOULOUSE, LE 9 MAI 1875.

Par M. LAFOSSE,

Président de la Société.

Messieurs,

Avant de quitter ce siége où m'avaient appelé vos bienveillants suffrages, je vais encore une fois, suivant vos traditions, avoir l'honneur d'ouvrir la séance solennelle en vous entretenant de cette science bienfaisante qui, dès son berceau, recevait de la reconnaissance des hommes le nom d'*art divin*.

Science toute naturelle, la médecine ne pouvait, pour se constituer, suivre les mêmes voies que les sciences abstraites. Procédant par observation, elle a d'abord posé des principes d'autant plus solides que les faits sur lesquels on les basait étaient eux-mêmes plus exacts, plus semblables les uns aux autres et plus nombreux.

Mais si tel a été son point de départ, elle a dû, par suite de la tendance naturelle de l'homme à se rendre compte de tout ce qui frappe son entendement, pénétrer la cause des faits et de leurs manifestations pour en établir la théorie. Elle est devenue par suite et tend de plus en plus à devenir dogmatique.

Dès lors on a exploré l'organisme, ses rouages, leur agencement, leur mécanisme, tout en cherchant la raison de ses diverses fonctions et de tous ses désordres.

L'anatomie et la physiologie étudiées d'abord sur l'homme, et par exception sur quelques animaux, n'ont donné, pendant une longue série de siècles, que des résultats ou insignifiants ou erronnés; et lorsque les premières inductions précises ont été tirées de ces études, elle n'ont eu trait qu'au côté le plus grossier ou simplement mécanique des fonctions : telle est, par exemple, la découverte de la circulation chez les vertébrés les plus parfaits, qui n'en a pas moins suffi à illustrer le nom d'Harvey.

Des progrès si lents, en comparaison des siècles qui s'étaient écoulés depuis la fondation de la médecine, peuvent témoigner, il est vrai, à un certain degré, de l'espèce de torpeur dans laquelle l'esprit humain resta longtemps engourdi; mais il n'est pas douteux non plus qu'ils accusent le vice des méthodes d'investigation.

Ce fut une des gloires du XVIIe et du XVIIIe siècle d'introniser la *méthode comparative*, grâce à laquelle les instruments de la vie et leurs phénomènes actifs sont envisagés non plus seulement dans une et tout au plus dans un nombre très-limité d'espèces, mais bien dans la longue série des êtres organisés. De ce moment, l'étude portant d'abord sur les organismes les plus élémentaires, la vie se dévoile dans son état le plus simple. On la suit pas à pas dans des degrés croissants de complication, et l'on arrive ainsi graduellement et sans surprise à reconnaître que, confondant d'abord toutes ses propriétés, tous ses actes dans une gangue homogène, elles les isole peu à peu et de plus en les confiant à des organes spéciaux; si bien que, tout à fait au sommet de l'échelle, si quelques propriétés vitales ou organiques sont communes, tout acte distinct est confié à un organe particulier : les os sont des leviers ou moteurs passifs, les muscles sont des moteurs actifs ; sous l'incitation de nerfs propres, l'œil perçoit les images, l'oreille les sons. Un appareil spécial est chargé de l'élaboration des aliments, un autre de la respiration, un autre des actes générateurs ; et tout cela sent, se meut, se nourrit, se reproduit sous une impulsion unique.

On assiste ainsi à cet admirable spectacle d'un tout formé de pièces multiples travaillant chacune pour soi, obéie à un certain degré ou contrainte à une obéissance absolue, suivant un ordre hiérarchique au sommet duquel se place un centre recteur, bien que subordonné à un certain degré, ayant un point inviolable, car il n'est pas possible de l'altérer sans qu'aussitôt la vie s'éteigne dans l'ensemble.

Il en est, pourrait-on dire, des êtres organisés comme des sociétés : l'égalité absolue est en bas ; l'égalité avec des centres presque indépendants est au milieu ; les rôles hiérarchiques croissant dans l'ordre de l'importance, la centralisation rectrice quoique dépendante est tout à fait au sommet. C'est l'idéal des sociétés humaines. La nature, si déversifiée dans la multitude infinie des êtres et des choses, est *une* dans les hauteurs de son immense domaine, pour le monde physique comme pour le monde physiologique, pour les individus comme pour les sociétés !

Buffon, que tout le monde n'a pas la faculté de comprendre, notamment ceux que domine trop l'esprit de détail, Buffon ne se distingue pas seulement par les plus éminentes qualités de l'écrivain, il brille par la profondeur des idées et rachète largement, par ce côté, quelques erreurs de fait. Un des premiers, il a senti la nécessité de procéder à l'édification des sciences naturelles par la méthode comparative. « Le fondement de toute science est, dit-il, dans la comparaison que l'esprit humain sait faire des objets semblables et différents, de leurs propriétés analogues ou contraires et de toutes leurs qualités relatives... L'absolu, s'il existe, n'est pas du ressort de nos connaissances ; toutes les fois que dans une méthode on ne s'occupe que du sujet , qu'on le considère seul et indépendamment de ce qui en diffère, on ne peut arriver à aucune connaissance réelle , encore moins s'élever à aucun principe général ; on ne pourra donner que des noms et faire des descriptions de la chose et de toutes ses parties. » Par des exemples , il justifie cette affirmation de la manière la plus éclatante, et nous ajouterons que , du moment où cette méthode a été appliquée, l'on est parvenu , en moins de deux siècles , à dissiper sur les fonctions de la vie plus d'obscurités que pendant les vingt-deux siècles qui s'étaient écoulés depuis les périodes du médecin de Cos et du philosophe de Stagire.

Il n'y avait de *respiration* que chez les animaux pourvus de poumon ; l'air était un aliment , le *pabulum vitæ*.

La *digestion* n'était que coction , macération , fermentation , etc.

La *génération* était spontanée chez les êtres inférieurs ; ils naissaient de la putréfaction des animaux plus parfaits. Les serpents eux-mêmes se formaient des humeurs et de la moëlle des os de l'homme au moment où elles s'épaisissent et se figent. Dans les organismes les plus élevés, une essence subtile , l'*aura seminalis*, était la cause de la fécondation.

L'anatomie et la physiologie comparées devaient bientôt renouveler la face de la science et jeter sur tous ces points les plus vives lumières.

Elles ont appris que la *respiration* est un fait général. Sans parler des végétaux où elle a une destination mixte, elle s'effectue chez tous les animaux ; seulement elle est confiée à des organes bien différents : de simples cellules , des canaux , des cils vibratiles, des branchies servent à mettre l'air en contact avec le fluide nourricier, avant d'arriver à cet appareil compliqué de tuyaux conduisant l'air tour à tour aspiré et refoulé par un mécanisme de soufflet. Finalement, loin de nourrir, l'air par son élément comburant consume les éléments combustibles, change l'ordre des combinaisons dans les principes immédiats, facilite leur assimilation et leur désassimilation. Il remplit ainsi un rôle important dans la nutrition, en même temps qu'il est la principale source de chaleur animale.

La *digestion* est un grand acte de laboratoire ayant pour but une transubstantiation. L'aliment doit être dissous ou rendu soluble. Il est d'abord divisé, imbibé, délayé et mis aux prises, à une douce température, avec des agents chimiques ayant chacun un rôle propre. La ptyaline transforme les amylacés en glycose ; la pepsine réduit la protéine en peptones ; la bile, le suc pancréatique saponifient, émulsionnent les graisses, fournissent les alcalis favorables aux opérations endosmotiques. Les fluides, l'absorption, les contractions de l'intestin, complètent et activent le travail de dissolution de la partie alibile et de séparation des résidus inutilisables. La *circulation* va conduire au poumon la matière organique formée, mais non encore nutritive. C'est dans ce foyer donnant accès à l'air que le conflit avec l'oxygène doit se produire, c'est là que les éléments résultant du travail digestif vont définitivement acquérir les propriétés de la vie et la faculté de nourrir.

La *génération spontanée*, rêve de l'antiquité, arrive, mais en se transformant, jusqu'à nous. C'est que la science a pris des formes rigoureuses, elle exige des preuves positives. De là l'obligation de limiter ce mode aux infiniment petits sur lesquels règne encore assez d'obscurité pour que l'imagination se substitue à l'observation. Les plus habiles, au lieu de mettre une génération de toutes pièces à la charge du hasard, procèdent par voies de *transformations successives*.

Nous n'avons pas à nous prononcer sur ce paradoxe ; reconnaissons seulement qu'il n'est pas inutile à la science, car il captive les esprits, excite aux recherches et n'est soutenu, pour échapper au ridicule, qu'à l'aide d'immenses efforts d'érudition.

Dans ce conflit, un seul principe reste debout, il se pose inébranlable sur la base de l'observation : la génération n'est qu'une émanation d'êtres vivants, une partie de matière détachée de leur substance pourvue déjà des propriétés vitales ou devant bientôt les recevoir au contact du fluide fécondant.

Scissiparité d'abord, ovulation et imprégnation par des organes sexuels réunis sur le même individu, séparés sur des êtres différents, avec la destination, pour l'œuf, d'éclore à l'air libre, dans les eaux, avec le secours tantôt de la chaleur extérieure, tantôt de celle du sein maternel : tel est le phénomène réduit à sa plus grande simplicité.

Qu'on n'aille pas le croire néanmoins dépouillé de tout mystère ; le sphinx n'a pas encore été contraint à parler sur tous les points. Quelle est la cause déterminante du sexe ? On le sait, ainsi que celle de l'état neutre, mais seulement pour certains insectes. — A quoi tient la diplogénèse ? — Pourquoi d'une même mère, d'une même ponte naîtront des individus ailés ou sans ailes ? — L'énigme attend sa solution. Comment expliquer cette puissance reproductrice acquise par certains êtres pour toute la durée de leur existence, par le fait d'un seul rapprochement sexuel ; en d'autres termes, où est la source de la parthénogénèse ? Le zoosperme, cet infiniment petit, aurait-il la puissance de dynamiser, non l'ovule seulement, mais toute la substance de l'être où il s'est introduit, de manière à le rendre fécond pendant toute sa durée, de sorte que les générations succédant à la première et unique imprégnation proviendraient de ce que la vertu des fissipares a été communiquée à des êtres sexués ? — Je n'ose me prononcer, mais je vois là un fait qui étonne, et semble bien digne des méditations du physiologiste !

J'ai hâte d'ajouter que toutes ces conquêtes si promptement acquises sous l'empire de la nouvelle méthode, ne seraient pas vues sous leur véritable jour si je me bornais à les montrer sous leurs côtés physiques ou chimiques; ce qui leur imprime leur véritable caractère, les vivisections l'ont démontré, c'est que tous s'accomplissent sous l'empire du système nerveux, ce promoteur de tous les actes vitaux; c'est qu'ils ne peuvent se produire que par l'intervention des instruments de la vie; c'est enfin qu'ils ont leurs règles, leurs lois et obéissent à des desseins savamment médités, pour un concert et des fins qui confondent, par la profondeur des combinaisons, l'intelligence qui les étudie et les contemple.

Combien, en présence de ces œuvres sublimes, ne plaint-on pas ces incrédules les plus crédules qui croient au hasard, puissance aveugle, propre tout au plus à bouleverser, à détruire, et nient cette intelligence infinie qui seule pouvait tout faire et seule pouvait établir l'ordre, faire régner l'harmonie dans l'immensité des choses créées!..

Ne nous laissons pas transporter par la grandeur du spectacle au delà du cercle dans lequel nous nous étions proposé d'agir, et après avoir vu les merveilleux progrès accomplis en quelques années dans les sciences physiologiques par la méthode comparative, jetons un coup d'œil, puisque tel était aussi notre but, sur les bienfaits dont elle a été la source pour l'art de guérir. Quelques mots nous suffiront ensuite pour mettre en relief les services qu'elle peut encore rendre à l'humanité en la préservant des causes morbifiques, en développant dans l'espèce les qualités physiques qui sont comme le gage ou la garantie des qualités morales.

Comme la physiologie, la science des maladies consiste dans la connaissance des rapports des êtres vivants avec le monde animé ou inanimé; seulement, la première recherche les conditions suivant lesquelles ces rapports doivent s'établir pour assurer cet équilibre de composition et d'action, tandis que l'autre recherche les conditions dans lesquelles ces mêmes rapports détruisent l'équilibre et altèrent la santé.

De ce point de vue, quelles perspectives s'ouvrent pour la science des maladies! La nature entière avec ses agents, ses forces, ses êtres de toutes sortes, leurs rapports avec l'homme, tel est son domaine. L'explorer dans toutes ses parties est une œuvre immense, et pourtant la science ne peut exister qu'à ce prix. Des milliers de siècles se seraient écoulés sans fruit si la méthode d'observation s'était bornée, comme dans le passé, à envisager l'homme en lui-même, et nous pouvons ajouter dans ses rapports avec l'air, les eaux et les lieux, ainsi que le recommandait le père de la médecine. Les minéraux, les plantes, les animaux de toutes sortes, la nature physique, ses lois considérées dans les corps tangibles comme dans les infiniment petits, visibles ou invisibles : voilà la chaîne dont les anneaux doivent être connus pour remonter à la source des causes qui engendrent les maladies.

Leur mécanisme, leur mode de développement, ne peuvent se comprendre qu'à la condition d'être initié à la connaissance de la composition intime de l'organisme, de ses actes divers et du consensus existant entre toutes ses parties.

Nous avons déjà vu combien la méthode comparative avait imprimé de progrès à la science de l'organisme en santé et à l'état statique ou dynamique; c'est d'elle aussi qu'émane cette lumière vive, sans laquelle un voile épais nous déroberait encore bien des secrets.

N'est-ce pas dans les êtres les plus infimes qu'ont été découverts les sarcodes? Les poissons électriques n'ont-ils pas servi à démêler dans les centres nerveux les cellules constitutives propres? N'est-ce pas aussi dans l'œuf des oiseaux qu'a été saisie l'origine du sang, le dédoublement des cellules et leur coloration sous l'action combinée de la chaleur et de l'oxygène, après la fécondation ? N'est-ce pas encore chez des organismes placés au-dessous de l'homme qu'ont été étudiés les amiboïdes, les éléments du tissu conjonctif, ses lacunes, les cellules fusiformes du tissu fibreux, etc?

Ces exemples suffisent, nous l'espérons du moins, pour autoriser cette conclusion, que toute connaissance des phénomènes intimes des maladies découle de celle des éléments constitutifs de l'organisme après étude comparative. La théorie de l'inflammation, des produits morbides qu'elle engendre, des phénomènes de réparation, la constitution des tumeurs morbides ne dérivent-elles pas aussi de cette méthode ?

Sans elle cette foule de maladies des téguments, des organes profonds, des humeurs nourricières qu'engendrent les parasites, seraient encore inexpliquées dans leur origine ou mal interprétées ou tout à fait méconnues. Outre les métamorphoses et les transmigrations de ces êtres, qui ont déjà dissipé bien des mystères, les métamorphoses des tyroglyphes, leur existence passagère à l'état d'hypopes, nymphes jusqu'ici considérées comme espèce spéciale, nous font entrevoir des lumières nouvelles.

Il est pourtant encore des affections dont la connaissance des infiniment petits dans l'état actuel ne nous donne pas des explications satisfaisantes. Ces infiniment petits nuisibles, en lesquels réside la virulence, on croit les avoir isolés, au moins pour la plupart; mais tout matériels, tout figurés qu'ils soient, comme ils ressemblent par toutes leurs propriétés tangibles à des éléments organiques inertes, comme ils n'en diffèrent que par cette puissance pathogénique, la virulence, l'esprit reste confondu devant eux. Il y a là une lacune d'une profondeur jusqu'ici insondable. Comment l'explorer, et surtout comment la combler? Est-ce que, à côté de l'état matériel, il y aurait dans les particules organiques, comme dans la masse, comme dans les atomes des corps bruts, des puissances dynamiques, impondérables, dont l'existence se décèlerait seulement par des effets? Y a-t-il, en d'autres termes, en certains cas, associées à ces particules, des forces comparables au magnétisme, à l'affinité ¿ Que les investigateurs y réfléchissent, là est peut-être la voie à explorer pour arriver au but! L'éveil donné à l'ovule par le contact du zoosperme, la propriété parthénogénique communiquée à certains êtres par un seul contact de la semence, ne voilà-t-il pas autant d'exemples faisant soupçonner la *dynamisation* de la matière organique?

D'autres preuves peuvent encore faire ressortir d'une manière plus saisissante les secours que la médecine emprunte aux études comparatives pour assurer sa marche progressive. Qu'il me suffise de rappeler ce contingent si précieux fourni à la pathogénèse humaine par la connaissance des maladies des animaux : la phthisie, la gale, le charbon, la morve, le muguet, la teigne, etc., se sont communiquées de tout temps à l'homme, mais c'est de nos jours seulement que ces contagions ont été mises en lumière. Il n'y a pas un siècle que la contagion de la vaccine à l'homme est démontrée. C'est de nos jours seulement que celle du horse-pox à la vache et à l'homme est passée à l'état de vérité indiscutable. Le génie de Jenner, on le sait, a transformé un fait de simple observation en un des plus grands bienfaits rendus à l'humanité.

J'aurais maintenant à vous entretenir des avantages qui peuvent résulter pour l'homme de la méthode comparative appliquée à son éducation physique; mais la crainte d'avoir déjà trop demandé à votre attention m'impose un frein auquel je sens la nécessité d'obéir. Me permettez-vous pourtant de vous présenter sur ce point quelques courts aperçus?

On sait l'immense parti que l'industrie agricole a tiré de la génération et des facteurs divers pour mieux approprier les animaux à tous ses besoins.

Il y a là tout un art qui a été nommé improprement l'amélioration des races; car si ce terme est juste à certains égards, il ne l'est point d'une manière absolue. Les races dites améliorées, en effet, ont souvent été écartées de cet état qui réalise dans l'être organisé, à quelque espèce qu'il appartienne, la plus haute somme de cette puissance vitale qui, en accroissant sa force physique, le rend propre à lutter avec le plus d'efficacité contre toutes les influences qui tendent à l'altération de la santé, à l'abréviation de la vie.

Mais cet art peut être utile par ses écarts mêmes, puisqu'il nous fait connaître en même temps ce qui nous serait nuisible et ce qui pourrait nous servir, à la condition d'être judicieusement interprété.

La question si importante de la *consanguinité* considérée comme cause morbifique est restée sans solution précise, malgré de savants débats, parce qu'on s'est borné à l'envisager chez l'homme. Si l'on se fût inspiré des faits zootechniques, on aurait accordé à l'*hérédité* sa véritable influence sans la confondre avec la consanguinité, et, remontant plus haut, on aurait aperçu la part que les facteurs physiques prennent à la préparation comme au détournement de l'hérédité dans les unions consanguines.

Des questions sociales trop importantes se rattachent à ce sujet pour que l'on ne s'efforce pas de le mettre dans tout son jour. L'observation et l'expérimentation sur les animaux feront luire pour tous la vérité, encore confinée dans le cercle trop étroit de quelques spécialistes.

Déjà des expériences, jointes à l'observation sur les animaux, avaient appris combien la privation d'air et de lumière, une alimentation dépourvue de sels terreux pouvaient, pendant la croissance, nuire à la formation du système osseux et avec quelle efficacité ces conditions favorisaient le rachitisme. Tout à l'inverse, on sait aujourd'hui par la même source qu'à l'aide d'une alimentation bien dirigée on accélère la formation du squelette, la soudure des épiphyses, résultats qui ont pour conséquence corrélative une précocité dans l'ensemble du développement physique qui, dans notre espèce, pourrait bien tourner au profit du moral.

Si j'ai réussi à mettre dans un relief suffisant les avantages de la méthode comparative, on déduira aisément tout le fruit que peut en retirer la médecine. La vétérinaire la pratique résolument, c'est pour elle une nécessité et elle s'en félicite. Aujourd'hui que l'enseignement médical à Toulouse est appelé à se mouvoir dans un champ plus large, les deux écoles que possède la cité pourront unir leurs efforts et marcher de conserve dans la voie ouverte par l'illustre naturaliste dont j'ai essayé de me faire l'interprète. En tout cas, je ne crois pas trop préjuger en avançant que, sœur humble et reconnaissante, la vétérinaire se fera toujours un devoir de fournir à son aînée le plus dévoué concours.

Toulouse. — Imp. Louis et Jean-Matthieu Douladoure, rue Saint-Rome, 39.